Günther Oprea

Kardioprotektion durch Lipoteichonsäure

Günther Oprea

Kardioprotektion durch Lipoteichonsäure

ein experimenteller Ansatz am isolierten Rattenherzen nach Langendorff

Südwestdeutscher Verlag für Hochschulschriften

Imprint
Any brand names and product names mentioned in this book are subject to trademark, brand or patent protection and are trademarks or registered trademarks of their respective holders. The use of brand names, product names, common names, trade names, product descriptions etc. even without a particular marking in this work is in no way to be construed to mean that such names may be regarded as unrestricted in respect of trademark and brand protection legislation and could thus be used by anyone.

Publisher:
Südwestdeutscher Verlag für Hochschulschriften
is a trademark of
Dodo Books Indian Ocean Ltd., member of the OmniScriptum S.R.L Publishing group
str. A.Russo 15, of. 61, Chisinau-2068, Republic of Moldova Europe
Printed at: see last page
ISBN: 978-3-8381-2628-9

Zugl. / Approved by: Frankfurt am Main, medizinische Fakultät, Diss., 2011

Copyright © Günther Oprea
Copyright © 2011 Dodo Books Indian Ocean Ltd., member of the OmniScriptum S.R.L Publishing group

Inhaltsverzeichnis   Seite

Einleitung   3
    Hintergrund   3
    Fragestellung   13

Versuchstiere, Materialien und Methoden   14
    Langendorff-Modell   14
    Versuchsgruppen   20
    Myokardiale Infarktgröße   24
    Hämodynamik und linksventrikuläre Funktion   26
    Statistik   26

Ergebnisse   27
    Myokardiale Infarktgröße   27
    Hämodynamik und linksventrikuläre Funktion   30

Diskussion   35

Literaturverzeichnis   41

Zusammenfassung   51
Summary   52

Publikationen   53

Einleitung

Hintergrund

Herz-Kreislauf-Erkrankungen verursachen nach Angaben der Weltgesundheitsorganisation (WHO) ungefähr ein Drittel aller Todesfälle und stellen somit die häufigste Todesursache in der westlichen Welt dar [1]. Im Jahr 2005 entsprach das weltweit rund 17,5 Millionen Todesfällen. Hierbei ist die Tendenz steigend, nach Schätzungen der WHO werden im Jahr 2015 rund 20 Millionen Menschen pro Jahr an den Folgen von Herz-Kreislauf-Erkrankungen versterben [1]. Als wesentliche Ursache hierfür gelten die Hauptrisikofaktoren Adipositas, Diabetes mellitus, Bewegungsmangel, Hypercholesterinämie und Tabakkonsum. Diese Risikofaktoren tragen - in Zusammenwirkung mit einer genetischen Prädisposition - wesentlich zur Manifestation von Herz-Kreislauf-Erkrankungen bei. Unter den Herz-Kreislauf-Erkrankungen, zu denen unter anderem auch die arterielle Hypertonie, Arteriosklerose, zerebrovaskuläre Insuffizienz und arterielle Verschlusskrankheit gezählt werden, stellt die koronare Herzkrankheit (KHK) und der aus ihr resultierende Herzinfarkt die häufigste Todesursache dar. Allein in der Bundesrepublik Deutschland ereigneten sich nach Hochrechnungen des Herzinfarktregisters Augsburg im Jahre 2003 ca. 295.000 Herzinfarkte, die für etwa 171.000 Todesfälle verantwortlich waren [2].

Die Therapie einer akuten Myokardischämie verfolgt das Ziel der schnellstmöglichen Reperfusion des ischämischen Gewebes, um das Ausmaß einer konsekutiven Myokardnekrose zu begrenzen. Therapeutische Optionen umfassen pharmakologische (Lysetherapie), interventionelle (perkutane transluminale Koronar-Angioplastie), sowie chirurgische (Bypass-Operation) Maßnahmen.

Während eine zügige Reperfusion unerlässlich ist um den Zellschaden zu begrenzen und Funktionalität des Myokards zu erhalten, kommt es paradoxerweise während der Reperfusion zu einer zusätzlichen Schädigung des Myokards, die in Intensität und Ausmaß der akuten Ischämie vergleichbar ist. Dieses als Reperfusionsschaden (*reperfusion injury*) bekannte Phänomen ist Ergebnis einer Reihe verschiedener Mechanismen. Eine der Ursachen für den Reperfusionsschaden ist eine Hyperkontraktur der Herzmuskelzellen, welche auf dem Boden einer intrazellulären Calciumakkumulation im Rahmen der Ischämie entsteht [3-5]. Progrediente Hyperkontrakturen sind unmittelbar nach Beginn der Reperfusion sowohl *in vitro* an isolierten Kardiomyozyten [6], als auch *in vivo* nachweisbar [7]. Die Hyperkontraktur führt zu Schädigungen des Zytoskeletts und Ruptur des Sarkolemms. Hyperkontrakturen einzelner Kardiomyozyten im Gewebsverband bleiben nicht auf die primär betroffene Zelle beschränkt, sondern breiten sich auch auf benachbarten Zellen im Myokard aus [8]. Zusätzlich kommt es zu einer mitochondrialen Funktionsstörung infolge Öffnung mitochondrialer Permeabilitäts-Transitions-Poren. Dies führt zu einer Störung der mitochondrialen Energieproduktion, gekennzeichnet durch mangelnde ATP-Produktion, anaeroben Stoffwechsel und letztendlich Zellnekrose [9-11]. Unter der anaeroben Stoffwechsellage entstehen im Kardiomyozten freie Sauerstoffradikale, wie z.B. Superoxid-, Wasserstoffperoxid- oder Hydroxyl- Radikale. Hierdurch kommt es zu einer Schädigung der Zellmembranen durch vermehrte Lipidperoxidation, was zu einer Aggravation des initialen Schadens führt. Neben diesen direkten zellschädigenden Wirkungen führen die Sauerstoffradikale zu einer inflammatorischen Reaktion mit Aktivierung von polymorphkernigen neutrophilen Granulozyten (PMN) und Expression von Adhäsionsmolekülen. Die Folge ist eine verstärkte Bindung der Granulozyten an das Endothel und Migration in das umliegende Gewebe [4]. Diese PMN-Infiltration spielt eine Schlüsselrolle in der Pathogenese des Reperfusionsschadens, da die aktivierten neutrophilen Granulozyten wiederum ihrerseits Sauerstoffradikale, weitere Mediatoren wie plättchenaktivierenden Faktor (PAF) und Leukotriene freisetzen. Hierdurch entsteht ein *circulus vitiosus*, der ein weiteres Fortschreiten des Zell- und Organschadens bewirkt [4].

Klinisches Korrelat des Reperfusionsschadens ist einerseits ein myokardialer Gewebsverlust (Myokardnekrose) [12], zum Anderen das vermehrte Auftreten von Arrhythmien (z. B. Kammerflimmern) [13]. Hinzu kommt das Entstehen einer reversiblen kontraktilen Dysfunktion durch vitales aber nicht funktionelles Gewebe, welches als „*Stunning*" bezeichnet wird [14]. Aufgrund dieser schweren potentiell letalen Folgen einer Myokardischämie besteht ein besonderes klinisches und wissenschaftliches Interesse, die Intensität des Ischämie-Reperfusions-Schadens zu begrenzen. Murry und Mitarbeiter beschrieben im Jahre 1986 erstmals, dass wiederholte kurze Phasen myokardialer Ischämie und Reperfusion das Myokard vor einer nachfolgenden länger andauernden Ischämie schützen [15]. Dieses als ischämische Präkonditionierung („*ischaemic preconditioning*", IPC) bekannte Phänomen bewirkt eine Verminderung des Infarktareals, eine Abnahme der postischämischen kontraktilen Dysfunktion und ein vermindertes Auftreten postischämischer Herzrhythmusstörungen [16-18]. Hierbei werden 2 Phasen der Protektion unterschieden [15]:

Die erste Phase zeigt sich unmittelbar nach erfolgter Ischämie und schützt das Herz für ca. 1 bis 3 Stunden vor erneuten Ischämien. Diese Phase wird auch als

„klassische Präkonditionierung" oder „frühe Präkonditionierung" (*„early preconditioning"*, EPC) bezeichnet [15].

Im Gegensatz hierzu kommt es bei der sogenannten „späten Präkonditionierung" (*„late preconditioning"*, LPC) ca. 12-24 Stunden nach initialer IPC zu einer erneuten, bis zu 4 Tagen anhaltenden, Protektion des Myokards [15].

Neben kurzen ischämischen Phasen sind mittlerweile eine Reihe verschiedener Trigger bekannt, die eine myokardiale Präkonditionierung bewirken können. Wie im folgenden Abschnitt näher ausgeführt, setzen diese Trigger intrazelluläre Signalkaskaden in Gang und induzieren eine *de-novo*-Synthese verschiedener Proteine, die ihrerseits durch Modulation bestimmter End-Effektoren eine Myokardprotektion bewirken.

Die Trigger der Präkonditionierung können in physikalische (z.B. Hitze oder Dehnung) und biochemisch-pharmakologische Signale unterteilt werden. Tierexperimentell konnte gezeigt werden, dass eine pharmakologische Aktivierung von Opioid- [19], adrenergen- [20, 21], muskarinischen- [22], Adenosin- [23] sowie Bradykininrezeptoren [24] zu einer Präkonditionierung am Herzen führt. Die entsprechenden Mediatoren Adenosin, Bradykinin, Opioide und Prostaglandine werden auch während kurzer Episoden von Ischämie und Reperfusion freigesetzt und spielen eine wesentliche Rolle bei der durch IPC vermittelten Kardioprotektion. Für verschiedene andere Substanzen, wie z.B. Inhalationsanästhetika [25-27], wurden präkonditionierende Effekte ebenfalls diskutiert, was heute als „pharmakologische Präkonditionierung" bezeichnet wird.

Die verschiedenen Trigger bewirken eine Aktivierung unterschiedlicher Proteinkinasen. Eine durch G-Protein vermittelte Stimulierung von Phospholipasen bewirkt eine Spaltung von Inositol-haltigen Membranphospholipiden unter

Entstehung von Diacylglycerol, welches die Proteinkinase C aktiviert. Stickstoffmonoxid (NO) stimuliert über die Aktivierung der Guanylatzyklase und die Bildung von cGMP die Proteinkinase G.

Die Proteinkinase A wird durch ischämische Präkonditionierung sowie nach Stimulation β-adrenerger Rezeptoren vermehrt exprimiert. Proteintyrosinkinasen werden parallel oder sequenziell zur Proteinkinase C aktiviert. Schließlich werden zwei Gruppen der Mitogen-aktivierten Proteinkinasen, nämlich p38 und ERK1/2, exprimiert. Letztendlich führt die Aktivierung der Proteinkinasen und nachgeschalteter Signaltransduktionswege zu einer Modulation verschiedener End-Effektoren. So kommt es z.B. durch Phophorylierung und damit Inhibierung der mitochondrialen Glykogen-Synthase-Kinase-3β (GSKβ 3) zu einer verminderten Bildung mitochondrialer Permeabilitäts-Transitions-Poren [29]. Diese großlumigen Poren erlauben den Einstrom von Ionen und Wasser, wodurch ein Kollaps des Memranpotentials verursacht wird, die mitochondriale Energiebereitstellung behindert wird und es zu einer massiven Schwellung der Mitochondrien mit Zerreißung der Mitochondrienmembran kommt. In analoger Weise führt die Präkonditionierung auch zu einer verminderten Schwellung des gesamten Kardiomyozyten [30] und zu einer gesteigerten Stabilität des Zytoskeletts [31]. Schlussendlich wird Phospholamban unter Aktivierung der Proteinkinase C phosphoryliert und verringert dadurch dessen intrinsische Hemmung der sarkoplasmatischen Calciumaufnahme [32]. Eine verbesserte Aufnahme von Calcium in das sarkoplasmatische Retikulum wiederum kann die exzessiven und unkoordinierten Kontraktionen der Myofibrillen während der Reperfusionsphase verringern. Die genauen Mechanismen der Präkonditionierung sind allerdings noch weitgehend unbekannt, sodass weitere Forschungsarbeit zum Verständnis der komplexen Zusammenhänge nötig ist.

Zusätzlich zur Aktivierung des Proteinkinase-Programms spielt bei der Signalvermittlung der späten Präkonditionierung auch die Aktivierung eines Transkriptions-Programms eine zentrale Rolle, das letztendlich in einer veränderten Proteinexpression resultiert.

Zu den vermehrt exprimierten Proteinen gehört die induzierbare NO-Synthase. Dieses Enzym bildet NO am Endothel, das wiederum auch als Mediator wirksam wird [33]. Des Weiteren werden auch die Cyclooxygenase 2, die Hämoxygenase 1 und die Mangan-abhängige Superperoxiddismutase, die freie Sauerstoffradikale detoxifiziert, vermehrt exprimiert. An der Detoxifikation freier Sauerstoffradikale ist auch eine vermehrte Expression der Aldose-Reduktase beteiligt.

Obwohl der Schutz durch LPC im Allgemeinen geringer ausgeprägt ist als der durch EPC, sind die zugrundeliegenden Mechanismen und deren pharmakologische Induktion ein attraktives Forschungsgebiet, da der Schutz länger anhält. Besonders klinisch interessant ist dieses Prinzip der Präkonditionierung vor allem bei Patienten, bei denen bereits vorher absehbar ist dass sie eine Myokardischämie erleiden werden, wie z.B. vor aortokoronarer Bypass-Operation oder perkutaner Katheterintervention an den Koronarien [34]. Da beim Menschen eine vorherige ischämische Präkonditionierung in der Regel nicht praktikabel ist, liegt ein Focus der Forschungsaktivität darauf, die Präkonditionierung medikamentös herbeizuführen. Es gibt deutliche Hinweise dafür dass Zellwandbestandteile von Bakterien eine pharmakologisch induzierte Präkonditionierung des Herzens bewirken können [35-37].

Bakterielle Toxine sind als Induktoren inflammatorischer Prozesse bekannt [38]. Während Exotoxine durch einen aktiven Prozess von pathogenen Keimen gebildet und nach außen abgegeben werden, werden bakterielle Zellwandtoxine passiv beim Absterben der Bakterien freigesetzt (z.B. während antibiotischer Behandlung) [39]. Gram-negative Bakterien enthalten Lipopolysaccharid (LPS, s. Abb.1, auch Endotoxin genannt) als Zellwandtoxin. Bei Gram-positiven Bakterien besteht die Zellwand aus Peptidoglykan (PepG) und Lipoteichonsäure (LTA, s. Abb.1).

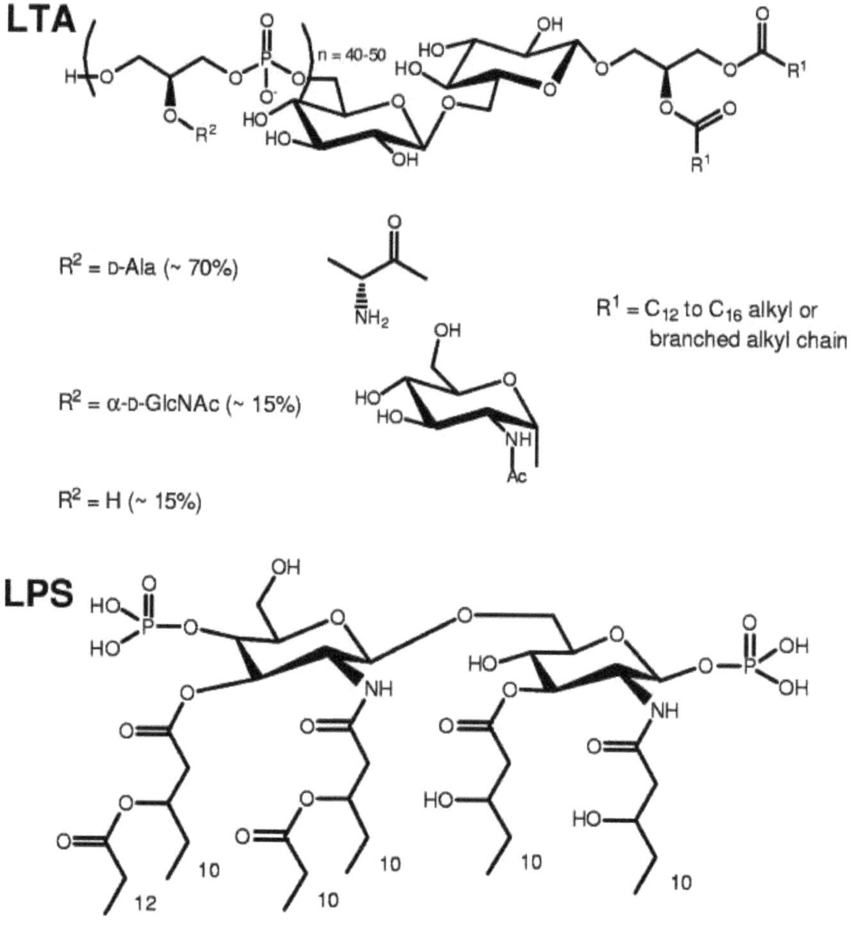

Abbildung 1: chemische Struktur von LTA und LPS, nach Warshakoon HJ [28]

Sowohl LPS als auch LTA werden im Organismus von speziellen Rezeptoren, den sogenannten „Toll-like Rezeptoren" (TLR), auf diversen Zellen des Immunsystems erkannt und entfalten somit ihre spezifischen Wirkungen. TLRs sind

Teil der angeborenen Immunabwehr und spielen bei der Erkennung und Bindung fremder Organismen eine wichtige Rolle [40]. Diese Rezeptoren wurden 1997 erstmals im Menschen beschrieben [41]. Heute sind bereits 13 verschiedene Rezeptortypen beim Menschen identifiziert. Sie bestehen aus einer extrazellulären leukin-reichen Region, einer transmembranalen Region und einem intrazellulären Bereich, der dem des Interleukin 1 (IL-1) Rezeptors ähnlich ist. TLR werden nahezu ubiquitär exprimiert, wobei sie jedoch auf Monozyten die höchsten Expressionsraten zeigen. Nach der Aktivierung der TLRs kommt es zur Rekrutierung von Adaptormolekülen und zur Produktion proinflammatorischer Zytokine [42].

Gelangt LPS in das Blut wird es zunächst über das Serumprotein Lipopolysaccharid-bindendes-Protein (LBP) gebunden. Das nun im Serum transportierte LPS bindet an den Membranrezeptor CD14 (*cluster of differentiation*), welcher sich in erster Linie auf der Oberfläche von Monozyten befindet. Dieser Komplex geht schließlich eine Verbindung mit TLR4 in Anwesenheit von MD2 ein und kann, über eine intrazelluläre Reaktionskaskade, welche die Freisetzung von Tumor Nekrose Faktor α (TNF- α) und Interleukin-1-Beta (IL-1β) induziert [43], hervorrufen. Hieraus resultiert eine systemische inflammatorische Antwort mit gesteigerter B-Zellproliferation, einer vermehrten Produktion von Akut-Phase Proteinen sowie der Sekretion diverser Zytokine in Makrophagen und Monozyten.

LTA wirkt auf Säugetierzellen über den TLR2- Rezeptor [44]. Für die Bindung sind ebenfalls CD14 sowie LBP von Bedeutung [45]. Nach einer intrazellulären Signalkaskade mit Aktivierung des Transkriptionsfaktors NF-κB resultiert die direkte Aktivierung von Makrophagen und Monozyten, die TLR2 auf der Zelloberfläche exprimieren, als auch eine parakrine Aktivierung von Entzündungszellen durch die Produktion von Zytokinen aus Endothelzellen und Kardiomyozyten [46]. Hierzu gehören IL-1β, TNF-α, IL-6, IL-8, IL-10 und IL-12. LTA ist auch in der Lage, B-Zelllinien zur Proliferation anzuregen. Zudem hemmt LTA kompetitiv die Bindung des IL-2 an den IL-2 Rezeptor auf T-Zellen und wirkt dadurch einer Proliferationssteigerung der T-Zelllinie entgegen.

Es ist durch eine Reihe von Studien bekannt, dass LPS sowohl *in vivo* [35] als auch *ex vivo* [36, 37, 48] eine pharmakologische Präkonditionierung des Myokards vermitteln kann. Eine kardioprotektive Wirkung von LTA konnte hingegen bislang nur anhand weniger Studien demonstriert werden. Zacharowski et al [36] zeigten an der Ratte *in vivo* dass die Vorbehandlung mit LTA 8-24 Stunden vor lokaler myokardialer Ischämie und Reperfusion eine Infarktreduktion um annähernd 65%, sowie eine Reduktion der kardialen Troponin T-Konzentration herbeiführt. Die histologischen Zeichen eines Zellschadens konnten ebenfalls reduziert werden.

Es konnte des Weiteren demonstriert werden, dass die Expression von Adhäsionsmolekülen reduziert wurde, und dass es zur Abnahme der Zahl an PMNs im ischämischen Areal kam. Ma et al [49] konnten am Modell des isolierten Rattenherzens zeigen, dass LTA, wenn es 24 Stunden vor globaler myokardialer Ischämie verabreicht wird, eine Besserung der Hämodynamik sowie eine Reduktion der Konzentration des Herzenzyms CK-MB und der Lactatdehydrogenase (LDH) bewirkt. Es konnte ebenfalls eine Erhöhung der NO-Konzentration gezeigt werden, sodass vermutet wird, dass diese endogene Substanz an der durch LTA vermittelten Kardioprotektion beteiligt sein könnte. In einer weiteren Studie [50] wurde gezeigt, dass LTA eine Reduktion des Zelluntergangs an kultivierten humanen koronararteriellen endothelialen Zellen herbeiführt.

Fragestellung

Ziel dieser Dissertation war es zu untersuchen, ob die pharmakologische Präkonditionierung mit LTA und LPS auch *ex vivo* zu einer Reduktion der Infarktgröße nach Ischämie und Reperfusion führen, sowie Rückschlüsse auf die involvierten Mechanismen zu ziehen. Da die Infiltration von neutrophilen Granulozyten eine wesentliche Rolle in der Pathophysiologie des Reperfusionsschadens spielt, sollte untersucht werden, ob die Kardioprotektion durch LTA und LPS auch im leukozytenfreien System, d.h. in Abwesenheit zellulärer oder humoraler Komponenten aus dem Vollblut-System, am isoliert perfundierten Rattenherzen auftritt. Die durch LTA- und LPS- Injektion zu erwartende inflammatorische Reaktion von Endothelzellen und Kardiomyozyten wurde in einigen Gruppen durch eine Behandlung mit dem Glukokortikoid Dexamethason supprimiert, um zu untersuchen, ob die Modulation pro-inflammatorischer Signale für die Kardioprotektion verantwortlich ist. Des Weiteren sollte das durch LTA und LPS vermittelte Ausmaß der Kardioprotektion miteinander verglichen werden, und der Zeitverlauf der pharmakologischen Präkonditionierung in Bezug auf den Zeitpunkt der Applikation der Substanzen ermittelt werden.

Versuchstiere, Materialien und Methoden

Langendorff-Modell

Der deutsche Physiologe Dr. Oscar Langendorff (1853-1908) führte bereits 1895 Versuche an isolierten, retrograd perfundierten Herzen durch. Zunächst handelte es sich hierbei um Bemühungen die Herztätigkeit von kaltblütigen Tieren, wie z.b. die des Frosches zu registrieren. So gelang es bereits damals, die Herzaktionen des isolierten, perfundierten Froschherzens mit Hilfe eines so genannten Fühlhebels graphisch darzustellen, und zwischen Systole und Diastole zu unterscheiden. Langendorff studierte später auch die Funktionsweise von isolierten Herzen warmblütiger Tiere, wie z.B. des Kaninchens. Seine Erkenntnisse am außerhalb des Körpers schlagenden Herzen haben das heutige Wissen über die Funktion des gesunden und erkrankten Herzens maßgeblich geprägt. So ist es nicht verwunderlich, dass auch heute noch, nach mehr als einhundert Jahren, das von ihm entwickelte Modell in der Grundlagenforschung Verwendung findet. Das Modell ist gut standardisierbar und liefert folglich reproduzierbare Ergebnisse. Versuche mit Rattenherzen sind hierbei am Besten charakterisiert [51-54]. Die Koronarien der präparierten Herzen werden retrograd über die Aorta mit oxygenierter Pufferlösung perfundiert. Dabei werden schlagende Herzen ohne die neurohormonale Regulation des Organismus untersucht [55]. Das verwendete Perfusat (Krebs Henseleit Puffer) ist in Elektrolytzusammensetzung, Temperatur, pH-Wert und Gassättigung so optimiert, dass die Herzen mehrere Stunden bis Tage ohne größere Funktionsbeeinträchtigung schlagen können [56]. Durch die Verwendung des Perfusates wird der Einfluss humoraler und zellulärer Faktoren aus dem Vollblut-System ausgeschaltet.

Ein weiterer Vorteil des Langendorff-Modells ist die relativ einfach durchzuführende Präparation, außerdem können im Anschluss an die experimentellen Versuche biochemische oder histologische Untersuchungen durchgeführt werden. Das Modell kann somit ein breites Spektrum an biochemischen, physiologischen, morphologischen und pharmakologischen Versuchsdaten liefern.

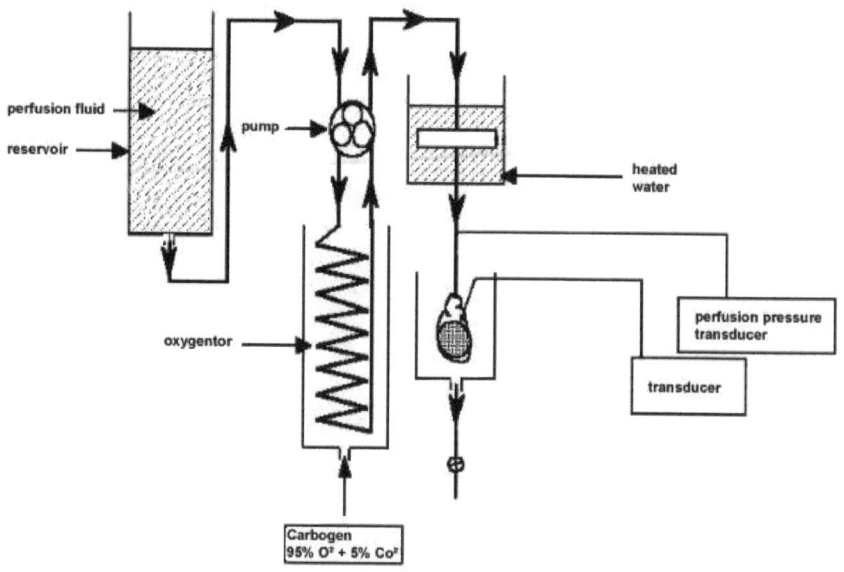

Abbildung 3: Schematische Darstellung der Langendorff-Anlage.

Dargestellt sind die Anlage zur Perfusion des isolierten Herzens sowie die Instrumente zur Registrierung der hämodynamischen Parameter. Das Perfusat wird aus dem Reservoirbehälter von der Rollerpumpe (pump) in die Oxygenationskammer gefördert. Von hier aus zirkuliert die Lösung durch einen Windkessel mit Luftfalle und gelangt schließlich retrograd über die Aorta in das präparierte Rattenherz. Ein Druckwandler (transducer) ermittelt den Druck mit dem die warme Krebs-Henseleit-Lösung die Aorta und somit die Koronarien perfundiert. Ein weiterer Druckwandler befindet sich im linken Ventrikel und registriert verschiedene hämodynamische Parameter. Die Daten der Druckwandler werden mit Charts visualisiert und aufgezeichnet.

Die verschiedenen Komponenten der Langendorff-Anlage (Abb. 3) sind durch Schläuche miteinander verbunden. Ein Vorratsgefäß (resevoir) mit einem Fassungsvermögen von 1,5 Litern dient als Reservoir für die Krebs-Henseleit Lösung (perfusion fluid). Von hier wird die Flüssigkeit in den Oxygenator geleitet, wo das Perfusat mit Carbogen medicinalis (95% O_2, 5% CO_2, Linde®, Deutschland) über eine Zuflussleitung durchströmt wird. Das oxygenierte und carbogenierte Perfusat wird nun kontinuierlich mit warmer Flüssigkeit umspült (Wärmebad MW6 Julabo®, Deutschland), sodass es bei Erreichen des Windkessels mit Luftfalle und der nachgeschalteten Stahlkanüle (Abb.4) eine Temperatur von 37°C hat.

An diese Stahlkanüle wird die Aorta des zu untersuchenden Herzens ligiert, sodass das Perfusat dann retrograd über die Aorta die Koronarien perfundiert. Angetrieben wird das gesamte System von einer Rollerpumpe (Minipuls 3 Peristaltic Pump, ADInstruments; Power Lab Acquisition System®, Großbritannien), deren Steuerungsgerät (STH Pump Controler, ADInstruments; Power Lab Acquisition System®, Großbritannien) eine Perfusion sowohl mit konstantem koronaren Perfusionsdruck (CPP), als auch mit konstanter Flussrate ermöglicht. Der CPP wird über einen Druckwandler (Gould Statham Instruments®, USA) (perfusion pressure transducer in Abb. 3) ermittelt. Ein weiterer baugleicher Druckwandler ist mit einem Latexballon verbunden, welcher über den linken Vorhof in den linken Ventrikel des Herzens eingeführt wird und somit den linksventrikulären Druck (LVP) ermittelt (Abb. 4). Beide Druckwandler sind mit einem PowerLab® System (ADInstruments; Power Lab Acquisition System®, Großbritannien) über eine elektrische Brücke (Quad Bridge, ADInstruments; Power Lab Acquisition System®, Großbritannien) verbunden. Die ermittelten Messwerte werden mit einem Personal Computer (PC) unter Verwendung von „Charts 5 for Windows" (ADInstruments; Power Lab Acquisition System®, Großbritannien) aufgezeichnet und analysiert.

Die Druckwandler wurden an jedem Versuchstag mit einem Quecksilbermanometer geeicht. Die Fluss-Rate des Perfusats wurde aus der Drehzahl der Rollerpumpe ermittelt und ebenfalls vor Versuchsbeginn geeicht.

Krebs Henseleit (KH) Puffer ist eine Standard-Perfusionslösung für *ex vivo* Modelle, die bereits in zahlreichen Studien [47-51] am isolierten Rattenherzen im Langendorff-Modell verwendet wurde.

KH setzt sich wie folgt zusammen:

SUBSTANZ	KONZENTRATION in mmol/l
NaCl	118,5
KCl	4,7
$MgCl_2$	0,6
$NaHPO_4$	1,2
$CaCl_2$	1,8
Pyruvat	2,0
Glucose	10,1
$NaHCO_3$	25,0

Der pH-Wert der Lösung entspricht dem physiologischen Milieu und beträgt 7,4.

Die Versuchslösung wurde für jeden Versuchstag neu angesetzt. 1 Mal pro Woche wurden 3 Stammlösungen zubereitet und im Kühlschrank bei 8 Grad Celsius aufbewahrt.

Die Stammlösungen enthielten folgende Substanzen:

Stamm I	NaCl	277 g
	KCl	14 g
	MgCl*6H$_2$O	4,89 g
	Ad 2 Liter destilliertes Wasser	
Stamm II	NaHPO$_4$*H$_2$O	13,26 g
	Ad 1 Liter destilliertes Wasser	
Stamm III	CaCl$_2$*2H$_2$O	62, 27 g
	Ad 1 Liter destilliertes Wasser	

Die Versuchslösung bestand aus:

Pyruvat 2,2 g

Glucose 20 g

NaHCO$_3$ 21 g

Stamm I 500 ml

Stamm II 125 ml

Stamm III 50 ml

Ad 10 Liter destilliertes Wasser

Versuchsgruppen

65 männliche Wistar Ratten (250-300 g) bekamen Standardfutter und Wasser *ad libitum*. Alle Versuche entsprachen den Anforderungen des Umgangs mit Versuchstieren und wurden von der Tierversuchskommission der Universität und des Regierungsbezirks Düsseldorf genehmigt. Die Versuchstiere wurden in 10 Gruppen randomisiert (Tab. 1). Allen Versuchstieren wurde vor Versuchsbeginn Heparin (Heparin-Natrium, Liquemin® N 25.000, Roche®, Deutschland) intraperitoneal injiziert (500 IE/kgKG; i.p.). 30 Minuten später wurde eine Narkose mit Pentobarbital (60 mg/kgKG; i.p.) eingeleitet (Pentobarbital-Lösung, Nacoren, Apotheke des Universitätsklinikums Düsseldorf, Deutschland), nach Einsetzen der Pentobarbitalnarkose wurden die Versuchstiere durch zervikale Dislokation getötet. Unmittelbar nach zervikaler Dislokation wurde die Bauchhöhle mittels subdiaphragmaler Querinzision eröffnet. Das Diaphragma wurde durchtrennt und eine rechts-laterale-Thorakotomie mit Durchtrennung der Rippen durchgeführt. Das Herz wurde vorsichtig nach ventral luxiert, unter Mitnahme der herznahen großen Gefäße und Lungenanteilen exzidiert und in eisgekühlte Krebs-Henseleit-Lösung übertragen. Kurz hiernach sistierten die Herzaktionen. Nach Darstellung der Aorta ascendens wurde das Herz zügig an die Stahlkanüle der Langendorff-Apparatur angeschlossen (Ethicon®, Sutupak Perma Handseide 3,0, USA). Die Koronarien wurden fortan retrograd über die Aorta mit warmem oxygeniertem KH-Puffer mit einer initialen konstanten Flussrate von 10 ml/min perfundiert. Nach wenigen Sekunden setzten Herzkontraktionen ein. Die Phase der Asystolie (kalte Ischämie) betrug hierbei in allen Fällen weniger als 60 Sekunden. Der linke und rechte Vorhof wurden entfernt, ebenso die restlichen exzidierten Lungenanteile. Im nächsten Schritt wurde die LAD (*left anterior descending coronary artery*) aufgesucht und mit einer

Fadenschleife (Ethicon®, Vicryl SH1-Plus 2,0, USA), unter Mitnahme von myokardialem Gewebe untertunnelt, ohne jedoch okkludiert zu werden. Zur Messung des linksventrikulären Drucks wurde in den linken Ventrikel via linkem Vorhof ein Latexballon eingeführt, der an einen Druckwandler angeschlossen war (Abb. 4). Der Latexballon wurde mittels einer Mikroliterspritze durch eine Präzisionsschraube mit Kochsalzlösung bis zu einem enddiastolischen Druck (EDP) von 0-10 mmHg gefüllt. Das Füllvolumen des Latexballons wurde während des gesamten Experimentes nicht mehr verändert, sodass jede Veränderung in dem linksventrikulären enddiastolischen Druck (LVEDP) Ergebnis einer Veränderung der myokardialen Compliance war.

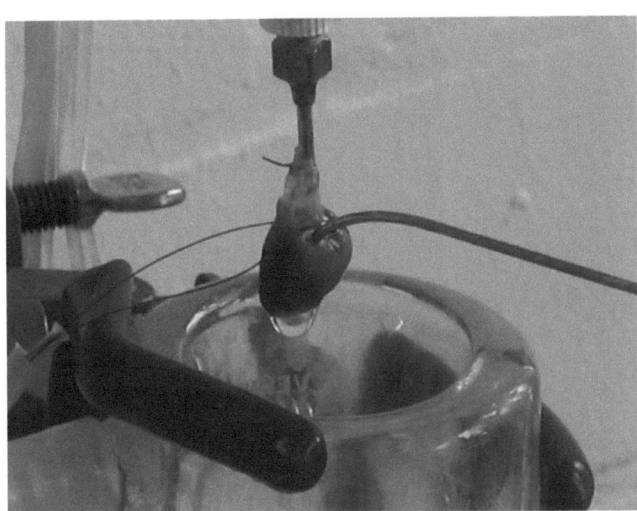

Abbildung 4: Retrograd perfundierte Aorta eines Rattenherzens an einer Stahlkanüle fixiert.

Der Latexballon ist im linken Ventrikel an einem Druckwandler angeschlossen,

Die LAD wurde untertunnelt (blauer Faden), und nicht verschlossen.

Die Herzen wurden nach einer 30-minütigen Stabilisierungsphase für die restliche Versuchszeit mit einem konstanten koronaren Perfusionsdruck von 65-75 mmHg perfundiert.

Alle Versuchstiere wurden mit einer Fadenschlinge im Bereich der LAD versehen und einer der folgenden Interventionen zugeführt:

Versuchsgruppe	Behandlung	n
1) Sham	Die Ligatur wurde vorgelegt, jedoch nicht okkludiert.	6
2) Kontrolle	Tiere wurden mit isotoner Kochsalzlösung (1 ml/kgKG; i.p.) vorbehandelt, 24 Stunden vor Ischämie/Reperfusion (I/R)	9
3) IPC	Herzen unbehandelter Tiere wurden untersucht. Vor 20-minütiger Ischämie wurden die Herzen 3 kurzen Perioden von Ischämie und Reperfusion (5'/10') unterworfen	8
4) LPS 1h	Tiere wurden mit LPS (1 mg/kgKG; i.p.) vorbehandelt, 1 h vor I/R	6
5) LPS 24h	Tiere wurden mit LPS (1 mg/kgKG; i.p.) vorbehandelt, 24 h vor I/R	6
6) LTA 1h	Tiere wurden mit LTA (1 mg/kgKG; i.p.) vorbehandelt, 1 h vor I/R	6
7) LTA 24h	Tiere wurden mit LTA (1 mg/kgKG; i.p.) vorbehandelt, 24 h vor I/R	6
8) Dexa 24h	Tiere wurden mit Dexamethason (3 mg/kgKG; i.p.) vorbehandelt, 24,5 h vor I/R	6
9) LTA/Dexa 24h	Dexamethason (3 mg/kgKG; i.p.) wurde verabreicht, 30' bevor die Tiere mit LTA (1 mg/kgKG; i.p.) vorbehandelt wurden, 24 h vor I/R	6
10) LPS/Dexa 24h	Dexamethason (3 mg/kgKG; i.p.) wurde verabreicht, 30' bevor die Tiere mit LPS (1 mg/kgKG; i.p.) vorbehandelt wurden, 24 h vor I/R	6

Tabelle 1: Versuchsgruppen

Tiere der Sham-Gruppe (Sham) und ischämische Präkonditionierungs-Gruppe (IPC) wurden nicht vorbehandelt. Tiere der Kontroll-Gruppe erhielten 24 Stunden vor Versuchsbeginn 1 ml/kgKG NaCl 0.9% i.p. (intraperitoneal) als Placebo. Die LPS-1h-Gruppe (LPS 1h) sowie die LPS-24h-Gruppe (LPS 24h) wurden mit Lipopolysaccharid (LPS) (aus *Escherichia coli* 0111:B4, Sigma®, USA) 1 bzw. 24 Stunden vor Versuchsbeginn vorbehandelt (1 mg/kgKG; i.p.). Dementsprechend wurde LTA-1h-Gruppe (LTA 1h) und die LTA-24h-Gruppe (LTA 24h) mit Lipoteichonsäure (LTA) (aus *Staphylococcus aureus* 56411-57-5, Sigma®, USA) jeweils 1 bzw. 24 Stunden vor Versuchsbeginn vorbehandelt (1 mg/kgKG; i.p.). Die Tiere der Dexamethason-Gruppen wurden alle mit Dexamethason (Dexamethason-21-dihydrogenphosphat, Fortecortin® inject 4mg, Merck®, Deutschland) 24 ½ Stunden vor Versuchsbeginn behandelt (3 mg/kgKG; i.p.). Zusätzlich wurde die LPS+Dexamethason-24h-Gruppe (LPS/Dexa 24h) und die LTA+Dexamethason-24h-Gruppe (LTA/Dexa 24h) 30 Minuten nach Dexamethasonapplikation mit LPS bzw. LTA behandelt (1 mg/kgKG; i.p.).

Myokardiale Infarktgröße

Am Versuchsende, d.h. am Ende der 2-stündigen Reperfusionsphase, wurde die LAD erneut verschlossen. Das Herz wurde über die Aorta retrograd mit 2 ml einer 1%-igen Evans-Blue-Lösung perfundiert, um das Risikogebiet („*area at risk*") zu determinieren (Abb. 5). Hierbei wird Myokardgewebe, das während der LAD-Ischämie weiterhin perfundiert wurde, entsprechend einem anderen Stromgebiet, blau eingefärbt. Das ungefärbte Gewebe entspricht somit dem nicht perfundierten Areal während der Ischämiephase. Anschließend wurden die Herzen horizontal in 5 Scheiben geschnitten. Der gesamte rechte Ventrikel sowie das Endokard des linken Ventrikels wurden entfernt. Im nächsten Schritt wurden die Schnitte in einer Kochsalzlösung für 20 Minuten bei 37°C mit para-nitro-blau-Tetrazolium (pNBT 0,5%) im Wasserbad inkubiert, um vitales Gewebe innerhalb des Risikogebietes darzustellen (Abb. 6) [50]. Das nicht angefärbte Areal entspricht dem Infarktgebiet mit nekrotischen Kardiomyozyten. Die präparierten Herzschnitte wurden vor und nach pNBT-Färbung unter einem Mikroskop bei 20-facher Vergrößerung in einer Dunkelkammer von beiden Seiten fotografiert und mit der Anwendung „Image Tool Version 3.0" (Freeware of University of Texas Health Science Center in San Antonio, USA) planimetrisch ausgewertet. Alle Herzschnitte wurden von der gleichen Person ausgemessen. Der Untersucher war bezüglich der Vorbehandlung und Intervention verblindet. Die manuell gemessenen Areale wurden in Quadratpixel angegeben.

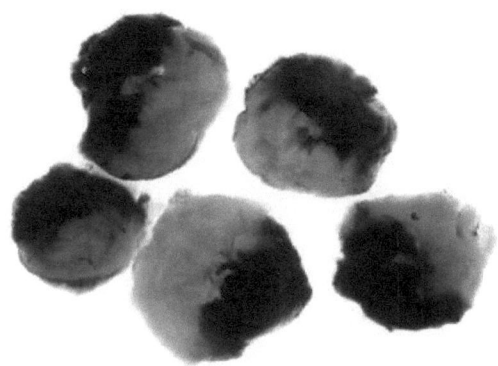

Abbildung 5: Evans-Blue-Färbung

Blau: perfundiertes Areal. Der Farbstoff gelangt retrograd via Aorta in die Koronarien und färbt die Zellen

Rosa: nicht perfundiertes Areal = *area at risk* (AR). Das Gebiet entspricht der Strombahn der verschlossenen LAD

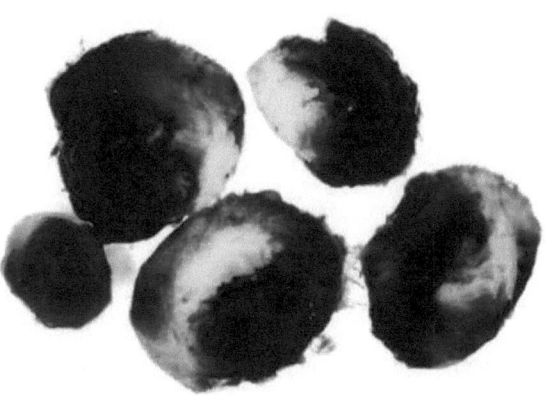

Abbildung 6: pNBT-Färbung

Blau: vitales Gewebe (perfundiert)

Violett: vitales Gewebe (nicht perfundiert)

Grau: infarziertes Gewebe. pNBT wird durch vitale Mitochondrien in den Farbstoff umgewandelt. Dies ist in den nekrotischen Kardiomyozyten nicht mehr möglich, die Färbung bleibt somit aus

Hämodynamik und linksventrikuläre Funktion

Während des gesamten Versuches wurden kontinuierlich der linksventrikuläre Druck (systolischer Spitzendruck, LVSP und enddiastolischer Druck, LVEDP) sowie der koronare Perfusionsdruck (CPP) registriert. Aus der Änderung des linksventrikulären Drucks konnten der maximale Druckanstieg pro Zeit (+dP/dT) und der maximale Druckabfall pro Zeit (-dP/dT) als Marker der myokardialen Kontraktilität bzw. Relaxation berechnet werden. Die Herzfrequenz wurde aus der Anzahl der Druckspitzen pro Zeiteinheit ermittelt und die Fluss-Rate des Perfusats aus der Drehzahl der Rollerpumpe berechnet. Alle gemessenen und abgeleiteten Werte wurden zu prädefinierten Zeiten ausgewertet. Die Ausgangswerte wurden nach der 30-minütigen Stabilisierungsphase des Herzens vor Durchführung der Ischämie gemessen. Weitere Messwerte wurden nach 10 und 20 Minuten während der Ischämie, sowie nach einer Stunde und nach zwei Stunden während der Reperfusionsphase ermittelt. Alle Druckwerte werden in mmHg angegeben, der Fluss in ml/min und die Herzfrequenz in Schlägen pro Minute.

Statistik

Die statistische Auswertung der Daten erfolgte mit GraphPad Prism® Version 5.1 (GraphPad Software, La Jolla, USA). Alle Werte werden als Mittelwerte ± Standardfehler des Mittelwertes (SEM) angegeben. Unterschiede zwischen den Gruppen bezüglich der Größe des Infarktareals und des Infarktrisikogebietes wurden mittels einfaktorieller Varianzanalyse (ANOVA) auf statistische Signifikanz geprüft. Hämodynamische Parameter verschiedener Gruppen sowie verschiedener Zeitpunkte wurden einer zweifaktoriellen ANOVA unterzogen. Die Varianzanalysen wurden von einem Bonferroni post-hoc Test gefolgt. Ein p-Wert <0,05 wurde als statistisch signifikant angesehen.

Ergebnisse

Myokardiale Infarktgröße

Die Größe der „area at risk" (AR) unterschied sich nicht zwischen den einzelnen Gruppen (Abb.7).

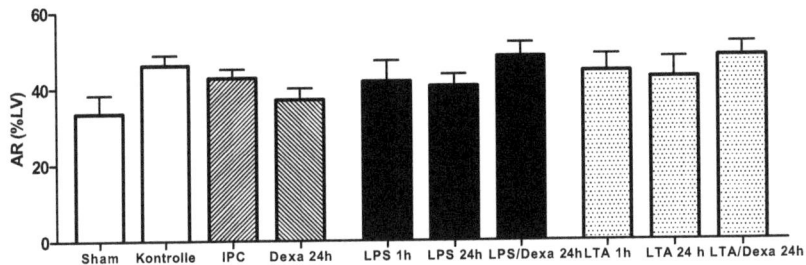

Abbildung 7: Größe der AR wurde durch Evans-Blue-Färbung bestimmt und als prozentualer Anteil der Gesamtgröße des linken Ventrikels (LV) angegeben. n-Zahlen siehe Tabelle 1.

Sham-Tiere wiesen praktisch keine Myokardnekrose auf. Die mittlere Infarktgröße in Relation zur AR betrug 1 ± 0 % (Abb. 8). Ischämische Präkonditionierung führte zu einer signifikanten Reduktion der Infarktgröße verglichen mit unbehandelten Tieren der Kontrollgruppe (5 ± 1 % vs 46 ± 3 %, $p<0{,}001$). Eine Vorbehandlung der Versuchstiere sowohl mit LPS als auch mit LTA 24 Stunden vor Ischämie und Reperfusion führten ebenfalls zu einer deutlichen Reduktion der Infarktgröße (LPS 24 h: 10 ± 2 %; LTA 24 h: 6 ± 2 %, $p<0.01$ und <0.001 vs. Kontrollgruppe). Diese Reduktion der Infarktgröße war vergleichbar mit dem durch ischämische Präkonditionierung erzielten Effekt, unterschied sich jedoch nicht signifikant zwischen LPS und LTA-vorbehandelten Tieren.

Im Gegensatz hierzu führte eine Vorbehandlung mit LPS oder LTA 1 Stunde vor Ischämiebeginn zu keiner Reduktion des myokardialen Schadens (LPS 1 h: 47 ± 8 %; LTA 1 h: 63 ± 10 %, p<0.01 und <0.001 vs. Kontrollgruppe). Die beobachtete Reduktion der Infarktgröße durch Gabe von LPS oder LTA 24 Stunden vor Ischämie und Reperfusion konnte durch gleichzeitige Gabe von Dexamethason vollständig aufgehoben werden (Dexa LPS 24 h: 43 ± 9 %, Dexa LTA 24 h: 46 ± 9 %, jeweils p>0.05 vs. Kontrollgruppe). Die Gabe von Dexamethason allein führte zu keiner signifikanten Veränderung der Infarktgröße verglichen zu Tieren der Kontrollgruppe (63 ± 9 % vs 46 ± 3 %, p>0.05).

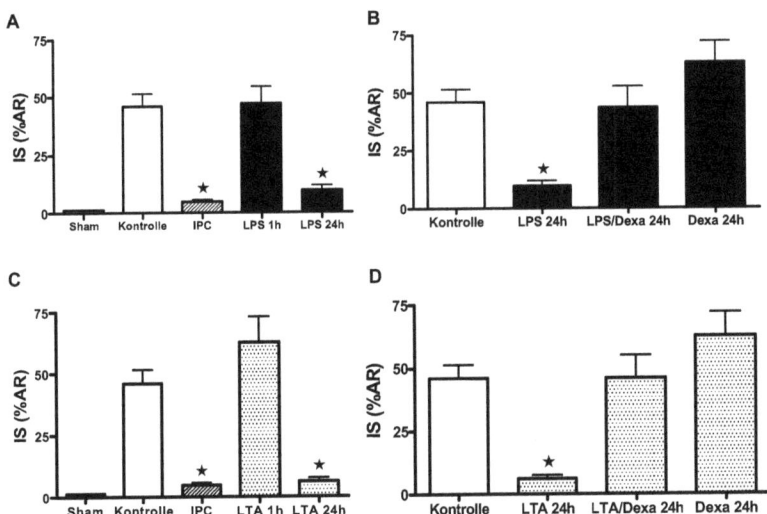

Abbildung 8: A Die Infarktgröße in Relation zur AR [IS (%AR)] wird durch ischämische Präkonditionierung (IPC) signifikant reduziert. LPS-Gabe 24 Stunden, nicht jedoch 1 Stunde von I/R, sorgt ebenfalls für eine Reduktion der Infarktgröße.

B LPS-induzierte Kardioprotektion kann durch die Gabe von Dexamethason (Dexa) aufgehoben werden.

C, D Das gleiche Ausmaß der Kardioprotektion kann durch die Gabe von LTA beobachtet werden, und auch dieser Effekt kann durch die Gabe von Dexamethason aufgehoben werden. * $P<0,001$ vs Kontrollgruppe. n-Zahlen sieheTab. 1.

Hämodynamik und linksventrikuläre Funktion

Herzen der Sham-Gruppe zeigten im Zeitverlauf lediglich eine diskrete Abnahme der linksventrikulären Funktionsparameter. Im Gegensatz hierzu führte in allen anderen Gruppen die Okklusion der LAD und das zeitgleiche Einsetzen der Ischämie zu einer deutlichen Veränderung der registrierten Parameter (Abb. 9). Die Fluss-Rate des Perfusats wurde von der Rollerpumpen-Kontrolleinheit reduziert, um den CPP konstant zu halten. Gleichzeitig kam es zu einer signifikanten Einschränkung der LV-Funktion, die sich sowohl in einer Reduktion der linksventrikulären Druckamplitude (*left ventricular developed pressure,* LVDP) (Abb. 9 und 10), als auch in einer Verminderung der Kontraktilität (+dP/dT) und Beeinträchtigung der Relaxation (-dP/dT) wiederspiegelte (Abb. 11 und 12). Alle Parameter nahmen mit Beginn der Reperfusion bis zum Versuchsende weiter leicht ab. Weder die ischämische Präkonditionierung noch eine Vorbehandlung mit LPS, LTA und/ oder Dexamethason führten, unabhängig vom Zeitpunkt, zu einer signifikanten Änderung der linksventrikulären Funktionsparameter. Die Gruppen unterscheiden sich zwar von Sham aber nicht von der Kontrolle und auch nicht untereinander (Abb. 10-12).

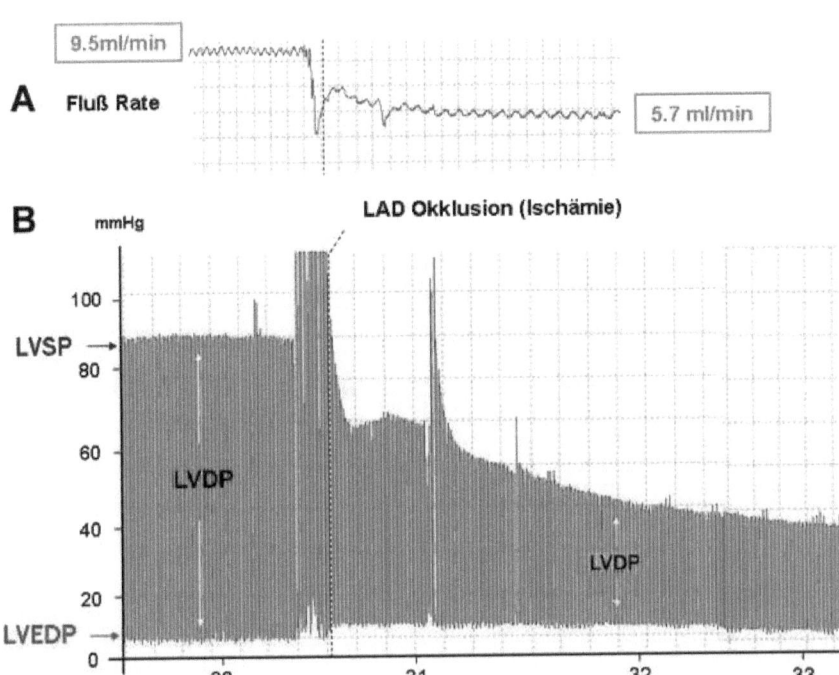

Abbildung 9: Ausschnitt aus Charts-Aufzeichnung kurz vor bzw. nach Herbeiführen der lokalen Koronarischämie durch LAD-Verschluss

A: deutliche Verminderung der Fluss-Rate

B: deutliche Abnahme der ventrikulären Druckamplitude

Erläuterung: LVSP: linksventrikulärer systolischer Druck

LVEDP: linksventrikulärer end-diastolischer Druck

LVDP: linksventrikulärer entwickelter (*developed*) Druck = Druckamplitude

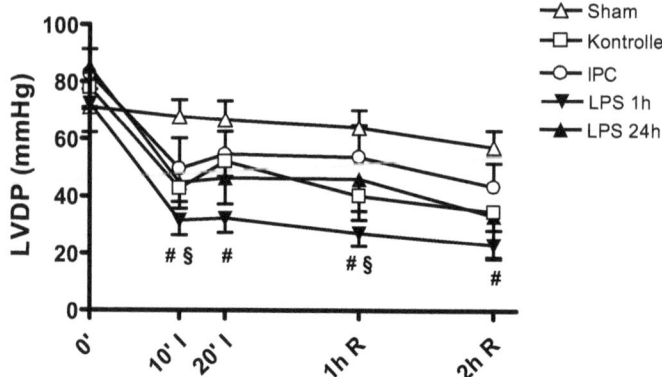

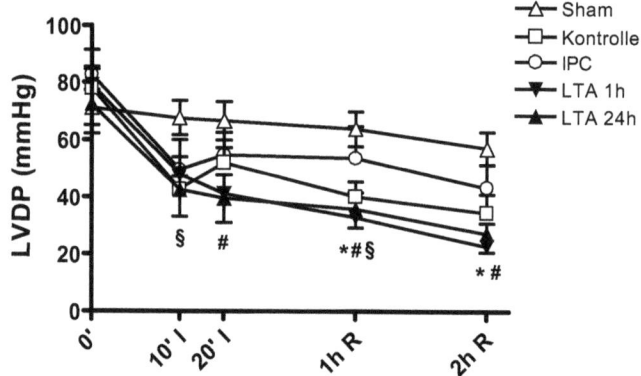

Abbildung 10: Zeitverlauf des linksventrikulär entwickelten Druckes (LVDP) in isolierten Rattenherzen, während einer 20-minütigen regionalen Ischämie (I, 20 min) und einer 2-stündigen Reperfusion (R, 2 h). Die Tiere wurden mit LPS (**A**) oder LTA (**B**) 1 oder 24 Stunden vorbehandelt. IPC wurde als Positivkontrolle verwendet, während Sham und Kontrolle als Negativkontrolle dienten.

A: P=ns LPS 24h vs Sham; # P<0,05 LPS 1h vs Sham; § P<0,05 Kontrolle vs. Sham; P=ns IPC vs. Sham; P=ns Kontrolle vs. IPC; P=ns Kontrolle vs. LPS 1h; P=ns Kontrolle vs. LPS 24h; P=ns IPC vs. LPS 24h

B: * P<0,05 LTA 24h vs Sham; # P<0.05 LTA 1h vs Sham; § P<0,05 Kontrolle vs. Sham; P=ns IPC vs. Sham; P=ns Kontrolle vs. IPC; P=ns Kontrolle vs. LTA 1h; P=ns Kontrolle vs. LTA 24h; P=ns IPC vs. LTA 24h (ns=nicht signifikant)

A

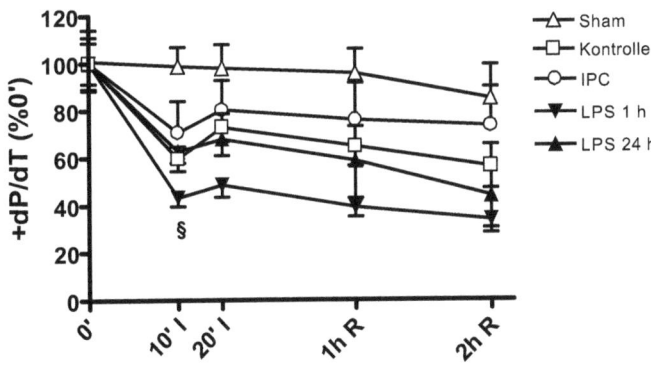

B

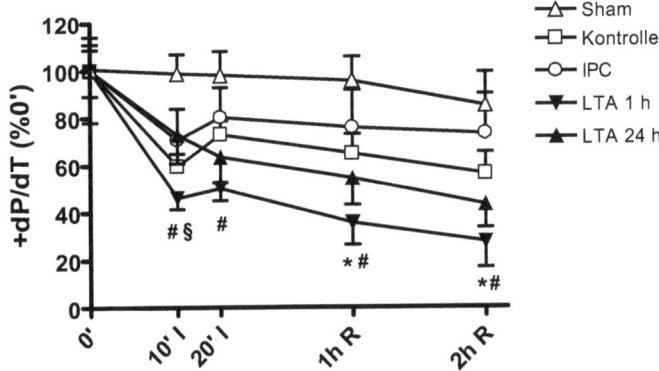

Abbildung 11: Linksventrikuläre Kontraktilität, determiniert durch +dP/dT.
Aufgetragen in Relation zu den gemessenen Ausgangswerten vor Beginn der Intervention. Die Tiere wurden mit LPS (**A**) oder LTA (**B**) 1 oder 24 Stunden vorbehandelt. IPC wurde als Positivkontrolle verwendet, während Sham und Kontrolle als Negativkontrolle dienten.

A: P=ns LPS 24h vs. Sham; P=ns LPS 1h vs. Sham; § P<0,05 Kontrolle vs. Sham; P=ns IPC vs. Sham; P=ns Kontrolle vs. IPC; P=ns Kontrolle vs. LPS 1h; P=ns Kontrolle vs. LPS 24h; P=ns IPC vs. LPS 24h
B: * P<0,05 LTA 24h vs. Sham; # P<0.05 LTA 1h vs. Sham; § P<0,05 Kontrolle vs. Sham; P=ns IPC vs. Sham; P=ns Kontrolle vs. IPC; P=ns Kontrolle vs. LTA 1h; P=ns Kontrolle vs. LTA 24h; P=ns IPC vs. LTA 24h
(ns=nicht signifikant)

A

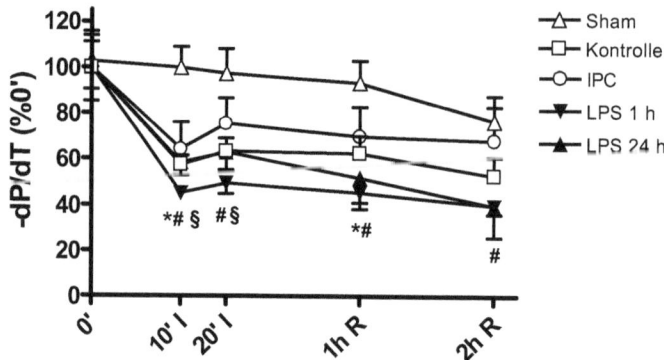

B

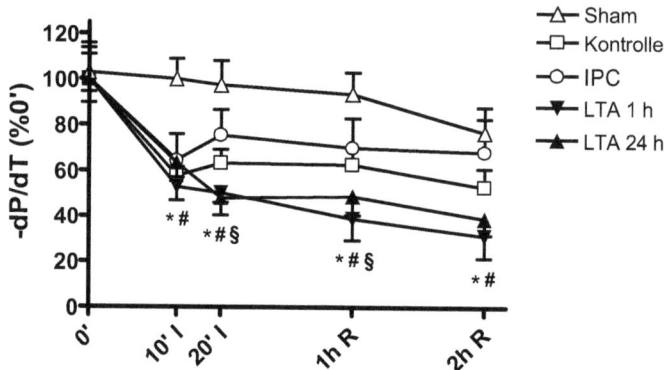

Abbildung 12: Rate der linksventrikulären Relaxation, determiniert durch –dP/dT (min).
Aufgetragen in Relation zu den gemessenen Ausgangswerten vor Beginn der Intervention. Die Tiere wurden mit LPS (**A**) oder LTA (**B**) 1 oder 24 Stunden vorbehandelt. IPC wurde als Positivkontrolle verwendet, während Sham und Kontrolle als Negativkontrolle dienten.

A: * $P<0{,}05$ LPS 24h vs. Sham; # $P<0.05$ LPS 1h vs. Sham; § $P<0{,}05$ Kontrolle vs. Sham; P=ns IPC vs. Sham; P=ns Kontrolle vs. IPC; P=ns Kontrolle vs. LPS 1h; P=ns Kontrolle vs. LPS 24h; P=ns IPC vs. LPS 24h
B: * $P<0{,}05$ LTA 24h vs. Sham; # $P<0.05$ LTA 1h vs. Sham; § $P<0{,}05$ Kontrolle vs. Sham; P=ns IPC vs. Sham; P=ns Kontrolle vs. IPC; P=ns Kontrolle vs. LTA 1h; P=ns Kontrolle vs. LTA 24h; P=ns IPC vs. LTA 24h
(ns=nicht signifikant)

Diskussion

Ischämische Präkonditionierung (IPC) schützt das Myokard vor den schädigenden Folgen einer später eintreffenden Ischämie und Reperfusion. Die Mechanismen, welche der Präkonditionierung zugrunde liegen, sind komplex und in der Einleitung bereits ausführlich beschrieben worden. Die ischämische Präkonditionierung verläuft in 2 Phasen, der akuten Phase, welche unmittelbar einsetzt und bis zu 3 Stunden Schutz bietet, und der verspäteten Phase, auch als „*second window of protection*" (SWOP) bekannt, welche nach 12-24 Stunden auftritt und bis zu 4 Tage Schutz vor den Folgen einer I/R bietet [57].

Myokardiale Präkonditionierung kann, neben der IPC, auch pharmakologisch durch eine Reihe verschiedener Moleküle wie zum Beispiel Zytokine oder Opioide induziert werden [58-60]. Die bakteriellen Zellwand-Bestandteile LPS und LTA, aber auch das synthetisch hergestellte Monophosphoryl Lipid A (MLA) erweitern diese Liste potentiell therapeutisch wirksamer Substanzen [61]. Die Vorgänge der LPS-induzierten Präkonditionierung sind sowohl in unterschiedlichen Modellen als auch in unterschiedlichen Spezies untersucht worden [62-64]. Zu den beschriebenen Mechanismen zählen die Induktion angiogenetischer Wachstumsfaktoren [35], COX-2-Metabolite und PPAR-Gamma-Liganden (Peroxisom-Proliferator-aktivierter Rezeptor) [65], sowie die Verminderung der Nukleären Faktor κB - (NF-κB) und der HSP-70-Aktivität (Hitze-Schock-Protein) [66]. Im Gegensatz zu LPS ist die Präkonditionierung durch LTA bislang unzureichend untersucht worden.

LTA ist ein Zellwandbestandteil Gram-positiver Bakterien. Im Gegensatz zu LPS, hier werden die immunmodulatorischen Effekte via TLR4 [6] vermittelt, entfaltet LTA die Effekte über TLR2 [67].

Unsere Arbeitsgruppe konnte in früheren Versuchen mit einem *in vivo* Rattenmodell mit regionaler myokardialer Ischämie und Reperfusion erstmals zeigen, dass LTA, ebenso wie LPS, kardioprotektive Effekte über eine späte Präkonditionierung vermittelt [36,37]. Die Vorbehandlung mit LTA führte zu einer Reduktion der Infarktgröße und zu einer Verminderung der Konzentration von kardialem Troponin T im Plasma der Versuchstiere. Des Weiteren wurde in LTA-vorbehandelten Tieren eine Down-Regulation diverser Adhäsionsmoleküle (P-selectin, intercellular adhesion molecule-1), eine verminderte Anzahl polymorphnukleärer Granulozyten im Randgebiet des infarzierten Areals sowie eine Verminderung des histologischen Gewebeschadens beobachtet. Obwohl LTA aus einem pathogenen Erregerstamm (Staphylococcus aureus) gewonnen wurde, kam es weder zu einer Aktivierung des Gerinnungssystems noch zu einem Leberschaden, während eine Vorbehandlung mit LPS beides zur Folge hatte. Basierend auf diesen Beobachtungen könnte LTA eine attraktive Alternative zu LPS darstellen, da LTA scheinbar zu einer vergleichbaren Kardioprotektion führt, dabei allerdings weniger Nebenwirkungen im Tiermodell verursacht. Daher untersuchten wir zur Verifizierung dieser *in vivo* gewonnenen Daten sowie zur Eingrenzung möglicher Wirkmechanismen die kardioprotektive Wirkung in einem *ex vivo* Modell.

Das hierfür von uns verwendete Langendorff-Modell erlaubt die standardisierte Beobachtung von Ischämie-Reperfusions-Phänomenen ohne die Anwesenheit von Leukozyten oder sonstigen humoralen oder innervationsbedingten Einflüssen. Die Rattenherzen wurden, in allen Gruppen in gleicher Weise nach einer kurzen kalten Ischämie (< 1 Minute), mit einer oxygenierten und carbogenierten KH-Lösung definierter Zusammensetzung und Temperatur unter konstantem Perfusionsdruck perfundiert.

Vor der Entnahme der Herzen wurden die Versuchstiere unter standardisierten Bedingungen (spezifisch pathogen frei, konstanter Tag-Nachtrhythmus und Temperatur, standardisiertes Nahrungsangebot ad libitum) gehalten. Abgesehen von der jeweils gruppenspezifischen Intervention erhielten die Tiere aller Gruppen jeweils lediglich Heparin sowie eine Barbituratnarkose. Daher können die zwischen den Gruppen gefundenen signifikanten Unterschiede der Infarktgröße auf die Art der Vorbehandlung zurückgeführt werden.

Die Vorbehandlung mit LTA 24 Stunden vor Versuchsbeginn führte auch *ex vivo* am isolierten Rattenherzen zu einer signifikanten Reduktion der myokardialen Infarktgröße im Vergleich zu der nicht vorbehandelten Kontrollgruppe. Die hierbei erzielte Reduktion der Infarktgröße war mit dem Effekt der ischämischen Präkonditionierung vergleichbar, die wir in einer anderen Gruppe als Positivkontrolle durchführten. Hingegen ließ sich eine frühe kardiale Präkonditionierung (EPC) durch LTA nicht induzieren. Im Hinblick auf Parameter der linksventrikulären Kontraktilität und Relaxation konnten keine signifikanten Effekte einer LTA-Vorbehandlung, weder 24 Stunden noch 1 Stunde vor Ischämie, beobachtet werden. Im Gegensatz hierzu beobachteten Ma et al [49] in einer früheren Studie eine Verbesserung der myokardialen Pumpfunktion durch LTA-Präkonditionierung. Allerdings führte diese Arbeitsgruppe eine globale myokardialen Ischämie durch, gefolgt von 60-minütiger Reperfusion, sodass diese Unterschiede im Versuchsdesign die unterschiedlichen Ergebnisse begründen könnten. Darüberhinaus war die Berechnung der benötigten Anzahl an Versuchstieren in unserer Studie auf eine Detektion eines Unterschiedes der Infarktgrösse ausgelegt.

Ebenso wie LTA führte auch eine 24-stündige Vorbehandlung mit LPS zu einer Reduktion der Infarktgröße.

Die Reduktion der Infarktgröße unterschied sich nicht signifikant zwischen LTA und LPS, sodass gefolgert werden kann, dass beide Substanzen in gleicher Dosierung einen vergleichbaren Schutz vor myokardialer Ischämie und Reperfusion vermitteln können. LPS hatte, wie LTA, keinen signifikanten Einfluss auf Marker der linksventrikulären Funktion.

Um zu ergründen, ob der von uns gezeigte Effekt der Präkonditionierung durch LTA und LPS durch Induktion einer systemischen Inflammationsreaktion vermittelt wird, führten wir in einigen Gruppen eine Supprimierung des Immunsystems durch. Hierfür wurden die betreffenden Tiere vor LTA bzw. LPS-Injektion mit Dexamethason vorbehandelt, wodurch sich die durch LTA und LPS hervorgerufene Kardioprotektion komplett aufheben ließ. Eine Vorbehandlung mit Dexamethason allein hatte keinen Einfluss auf die Größe des myokardialen Infarktgebietes. In den 70- und 80er Jahren des vergangenen Jahrhunderts wurde in mehreren Studien untersucht, inwieweit die Applikation von Glukokortikoiden das Outcome nach akutem Myokardinfarkt beeinflusst. Im Tiermodell konnte ein positiver Einfluss des Einsatzes von Glukokortikoiden bei Ischämie und Reperfusion des Herzens nachgewiesen werden [68-70]. Die Behandlung des akuten Myokardinfarkts mit Glukokortikoiden zeigte beim Menschen eine verheerende Wirkung. Es kam zum vermehrten Auftreten von malignen Herzrhythmusstörungen [71] sowie zu einer Vergrößerung des Infarktareals [72].

Unsere Daten lassen darauf schließen, dass das Entstehen einer inflammatorischen Reaktion durch den LTA- bzw. LPS-Stimulus eine zwingende Voraussetzung ist für die Vermittlung der protektiven Wirkung. Die kardiale Präkonditionierung ist ein sehr komplexer Vorgang, sodass weitere Studien benötigt werden, um die involvierten Mechanismen näher zu untersuchen.

Da kardiozirkulatorische Erkrankungen weitverbreitet vorkommen und mit einer hohen Sterblichkeit behaftet sind, werden weltweit große Bemühungen unternommen, um das Myokard vor Schäden durch Ischämie und Reperfusion zu schützen. Ein vielversprechender Ansatz ist hierbei das Konzept der pharmakologischen Präkonditionierung, d.h. die gezielte Applikation eines pharmakologischen Stimulus vor der Ischämie zur Erlangung einer nachfolgenden Kardioprotektion.

Insbesondere bei Patienten, bei denen bereits im Vorfeld eine myokardiale Ischämie erwartet werden kann, z.b. bei anstehender Herzoperation oder koronarer Katheterintervention, könnte die späte pharmakologische Präkonditionierung in Zukunft klinisch zur Verminderung des Myokardschadens eingesetzt werden. Die bislang tierexperimentell getesteten Substanzen weisen zum Teil schwerwiegende Nebenwirkungen auf und sind daher zur prophylaktischen Applikation am Menschen nur bedingt geeignet. Zu diesen Nebenwirkungen gehören Atemdepression und Abhängigkeitspotential (Opioide), Narkose (volatile Anesthetika), arterielle Hypotension (Adenosin, Prostaglandine) oder Herzrhythmusstörungen (Adenosin). Die Applikation potentiell pathogener Substanzen wie LPS und LTA am Menschen ist problematisch. LPS wurde bereits in verschiedenen, nicht präkonditionierungs-assoziierten Studien an Menschen in niedriger Dosis (2 ng/kgKG) verabreicht [67-69]. Ob diese geringen Dosen zur Erzielung einer Kardioprotektion beim Menschen ausreichen, oder ob auch höhere Dosierungen sicher appliziert werden können, ist noch unklar. LTA zeigte im Tierversuch ein günstigeres Nebenwirkungsprofil als LPS und könnte daher eine Alternative für die Anwendung beim Menschen darstellen.

Zusammenfassend zeigen die hier vorgestellten Daten, dass sowohl eine Vorbehandlung mit LTA als auch mit LPS zu einer deutlichen Reduktion der

Infarktgröße führen können, wenn sie 24 Stunden vor einer erwarteten Ischämie und Reperfusion des Myokards (z.B. im Rahmen kardiochirurgischer oder interventioneller Eingriffe) durgeführt wird. Hingegen ist eine Vorbehandlungszeit von einer Stunde nicht ausreichend um protektive Effekte zu erzielen. Die durch LTA erzielbare Reduktion der Infarktgröße ist bei gleicher Dosierung vergleichbar mit der durch LPS induzierten Protektion. Jedoch führte LTA bei *in vivo* Versuchen im Vergleich zu LPS weder zu einer Aktivierung des Gerinnungssystems noch zu einem Leberschaden und könnte daher eine Alternative mit günstigerem Nebenwirkungsprofil darstellen.

Die hier erstmals im isolierten, zellfrei perfundierten Rattenherzen nachgewiesene Protektion zeigt, dass die Reduktion der Infarktgröße unabhängig ist von der Präsenz polymorphkerniger neutrophiler Granulozyten, die *in vivo* eine Schlüsselrolle bei der Entstehung des Reperfusionsschadens spielen. Darüberhinaus kann der Rückschluss gezogen werden, dass die LPS bzw. LTA Injektion bereits *in vivo* am Myokard Signalkaskaden aktiviert, die letztlich unabhängig von humoralen oder innervationsbedingten Einflüssen zu einer Protektion des Kardiomyozyten führen. Da die Protektion durch vorherige Gabe von Dexamethason vollständig aufgehoben werden kann, ist die Aktivierung dieser Signalkaskaden abhängig von der Induktion einer systemischen Inflammation durch LPS bzw. LTA. Weitere Studien sind erforderlich, um die komplizierten Mechanismen aufzuklären, die hierbei involviert sind.

Literaturverzeichnis

1   WHO. World health report 2005,

   http://www.who.int/topics/cardiovascular_diseases/en/

2   **Loewel H Meisinger C Heier M Hörmann A von Scheidt W.** Herzinfarkt und koronare Sterblichkeit in Süddeutschland. *Dtsch Arztebl* 2006; 103 (10): A 616-622, 2006.

3   **J. Inserte, D. Garcia-Dorado, M. Ruiz-Meana, F. Padilla, J. A. Barrabes, P. Pina, L. Agullo, H. M. Piper, and J. Soler-Soler.** Effect of inhibition of Na(+)/Ca(2+) exchanger at the time of myocardial reperfusion on hypercontracture and cell death. *Cardiovasc Res* 55 (4): 739-748, 2002.

4   **Piper HM, Kasseckert SA, Schlüter KD, Abdallah Y.** Pathophysiology of myocardial reperfusion injury. *Dtsch Med Wochenschr* 133 *(12)*: 586-590, 2008.

5   **Y. V. Ladilov, B. Siegmund, and H. M. Piper.** Protection of reoxygenated cardiomyocytes against hypercontracture by inhibition of Na+/H+ exchange. *Am J Physiol* 268 (4 Pt 2): H 1531-H 1539, 1995.

6   **B. Siegmund, T. Klietz, P. Schwartz, and H. M. Piper.** Temporary contractile blockade prevents hypercontracture in anoxic-reoxygenated cardiomyocytes. *Am J Physiol* 260 (2 Pt 2): H 426-H 435, 1991.

7   **D. Garcia-Dorado, J. Inserte, M. Ruiz-Meana, M. A. Gonzalez, J. Solares, M. Julia, J. A. Barrabes, and J. Soler-Soler.** Gap junction uncoupler heptanol prevents cell-to-cell progression of hypercontracture and limits necrosis during myocardial reperfusion. *Circulation* 96 (10): 3579-3586, 1997.

8   D. Garcia-Dorado, P. Theroux, M. Desco, J. Solares, J. Elizaga, F. Fernandez-Aviles, J. Alonso, and J. Soriano. Cell-to-cell interaction: a mechanism to explain wave-front progression of myocardial necrosis. *Am J Physiol* 256 (5 Pt 2): H 1266-H 1273, 1989.

9   Lisa F. Di, R. Menabo, M. Canton, M. Barile, and P. Bernardi. Opening of the mitochondrial permeability transition pore causes depletion of mitochondrial and cytosolic NAD+ and is a causative event in the death of myocytes in postischemic reperfusion of the heart. *J Biol Chem* 276 (4): 2571-2575, 2001.

10 H. M. Piper, Y. Abdallah, S. Kasseckert, and K. D. Schluter. Sarcoplasmic reticulum-mitochondrial interaction in the mechanism of acute reperfusion injury. Viewpoint. *Cardiovasc Res* 77 (2): 234-236, 2008.

11 D. Garcia-Dorado, H. M. Piper, and D. A. Eisner. Sarcoplasmic reticulum and mitochondria in cardiac pathophysiology. *Cardiovasc Res* 77 (2): 231-233, 2008.

12 D. J. Hearse and R. Bolli. Reperfusion induced injury: manifestations, mechanisms, and clinical relevance. *Cardiovasc Res* 26 (2): 101-108, 1992.

13 D. J. Hearse and A. Tosaki. Reperfusion-induced arrhythmias and free radicals: studies in the rat heart with DMPO. *J Cardiovasc Pharmacol* 9 (6): 641-650, 1987.

14 R. Bolli. Mechanism of myocardial "stunning". *Circulation* 82 (3): 723-738, 1990.

15 C. E. Murry, R. B. Jennings, and K. A. Reimer. Preconditioning with ischemia: a delay of lethal cell injury in ischemic myocardium. *Circulation* 74 (5): 1124-1136, 1986.

16 D. M. Yellon, A. M. Alkhulaifi, E. E. Browne, and W. B. Pugsley. Ischaemic preconditioning limits infarct size in the rat heart. *Cardiovasc Res* 26 (10): 983-987, 1992.

17 A. C. Cave and D. J. Hearse. Ischaemic preconditioning and contractile function: studies with normothermic and hypothermic global ischaemia. *J Mol Cell Cardiol* 24 (10): 1113-1123, 1992.

18 Y. Liu and J. M. Downey. Ischemic preconditioning protects against infarction in rat heart. *Am J Physiol* 263 (4 Pt 2): H 1107-H 1112, 1992.

19 **Peart JN, Gross ER, Gross GJ.** Opioid-induced preconditioning: recent advances and future perspectives. *Vascul Pharmacol* 42 (5-6): 211-8, Review, 2005.

20 S. Mieno, H. Horimoto, Y. Sawa, F. Watanabe, E. Furuya, S. Horimoto, K. Kishida, and S. Sasaki. Activation of beta2-adrenergic receptor plays a pivotal role in generating the protective effect of ischemic preconditioning in rat hearts. *Scand Cardiovasc J* 39 (5): 313-319, 2005.

21 B. R. Rorabaugh, S. A. Ross, R. J. Gaivin, R. S. Papay, D. F. McCune, P. C. Simpson, and D. M. Perez. alpha1A- but not alpha1B-adrenergic receptors precondition the ischemic heart by a staurosporine-sensitive, chelerythrine-insensitive mechanism. *Cardiovasc Res* 65 (2): 436-445, 2005.

22 Z. Yao and G. J. Gross. Acetylcholine mimics ischemic preconditioning via a glibenclamide-sensitive mechanism in dogs. *Am J Physiol* 264 (6 Pt 2): H 2221-H 2225, 1993.

23 S. J. Canyon and G. P. Dobson. Pretreatment with an adenosine A1 receptor agonist and lidocaine: a possible alternative to myocardial ischemic preconditioning. *J Thorac Cardiovasc Surg* 130 (2): 371-377, 2005.

24 J. R. Parratt, A. Vegh, and J. G. Papp. Bradykinin as an endogenous myocardial protective substance with particular reference to ischemic preconditioning - a brief review of the evidence. *Can J Physiol Pharmacol* 73 (7): 837-842, 1995.

25 M. W. Bienengraeber, D. Weihrauch, J. R. Kersten, P. S. Pagel, and D. C. Warltier. Cardioprotection by volatile anesthetics. *Vascul Pharmacol* 42 (5-6): 243-252, 2005.

26 P. F. Pratt, Jr., C. Wang, D. Weihrauch, M. W. Bienengraeber, J. R. Kersten, P. S. Pagel, and D. C. Warltier. Cardioprotection by volatile anesthetics: new applications for old drugs? *Curr Opin Anaesthesiol* 19 (4): 397-403, 2006.

27 J. Raphael, J. Rivo, and Y. Gozal. Isoflurane-induced myocardial preconditioning is dependent on phosphatidylinositol-3-kinase/Akt signalling. *Br J Anaesth* 95 (6): 756-763, 2005.

28 Warshakoon HJ, Burns MR, David SA. Structure-activity relationships of antimicrobial and lipoteichoic acid-sequestering properties in polyamine sulfonamides. *Antimicrob Agents Chemother* 53 (1): 57-62, 2009.

29 M. Juhaszova, D. B. Zorov, S. H. Kim, S. Pepe, Q. Fu, K. W. Fishbein, B. D. Ziman, S. Wang, K. Ytrehus, C. L. Antos, E. N. Olson, and S. J. Sollott. Glycogen synthase kinase-3beta mediates convergence of protection signaling to inhibit the mitochondrial permeability transition pore. *J Clin Invest* 113 (11): 1535-1549, 2004.

30 R. J. Diaz, S. C. Armstrong, M. Batthish, P. H. Backx, C. E. Ganote, and G. J. Wilson. Enhanced cell volume regulation: a key protective mechanism of ischemic preconditioning in rabbit ventricular myocytes. *J Mol Cell Cardiol* 35 (1): 45-58, 2003.

31 J. Inserte, D. Garcia-Dorado, M. Ruiz-Meana, L. Agullo, P. Pina, and J. Soler-Soler. Ischemic preconditioning attenuates calpain-mediated degradation of structural proteins through a protein kinase A-dependent mechanism. *Cardiovasc Res* 64 (1): 105-114, 2004.

32 Y. Abdallah, A. Gkatzoflia, H. Pieper, E. Zoga, S. Walther, S. Kasseckert, M. Schafer, K. D. Schluter, H. M. Piper, and C. Schafer. Mechanism of cGMP-mediated protection in a cellular model of myocardial reperfusion injury. *Cardiovasc Res* 66 (1): 123-131, 2005.

33 R. Bolli, B. Dawn, X. L. Tang, Y. Qiu, P. Ping, Y. T. Xuan, W. K. Jones, H. Takano, Y. Guo, and J. Zhang. The nitric oxide hypothesis of late preconditioning. *Basic Res Cardiol* 93 (5): 325-338, 1998.

34 Hausenloy DJ, Mwamure PK, Venugopal V, Harris J, Barnard M, Grundy E, Ashley E, Vichare S, Di Salvo C, Kolvekar S, Hayward M, Keogh B, MacAllister RJ, Yellon DM. Effect of remote ischaemic preconditioning on myocardial injury in patients undergoing coronary artery bypass graft surgery: a randomised controlled trial. *Lancet* 370 (9587): 575-9, 2007.

35 X. Meng, J. M. Brown, L. Ao, B. D. Shames, A. Banerjee, and A. H. Harken. Reduction of infarct size in the rat heart by LPS preconditioning is associated with expression of angiogenic growth factors and increased capillary density. *Shock* 12 (1): 25-31, 1999.

36 K. Zacharowski, S. Frank, M. Otto, P. K. Chatterjee, S. Cuzzocrea, G. Hafner, J. Pfeilschifter, and C. Thiemermann. Lipoteichoic acid induces delayed protection in the rat heart: A comparison with endotoxin. *Arterioscler Thromb Vasc Biol* 20 (6): 1521-1528, 2000.

37 Zacharowski K, Otto M, Hafner G, Chatterjee PK, Thiemermann C. Endotoxin induces a second window of protection in the rat heart as determined by using p-nitro-blue tetrazolium staining, cardiac troponin T release, and histology. *Arterioscler Thromb Vasc Biol* 19 (9): 2276-80, 1999.

38 S. Bhakdi, I. Walev, D. Jonas, M. Palmer, U. Weller, N. Suttorp, F. Grimminger, and W. Seeger. Pathogenesis of sepsis syndrome: possible relevance of pore-forming bacterial toxins. *Curr Top Microbiol Immunol* 216: 101-118, 1996.

39 C. Heer, K. Stuertz, R. R. Reinert, M. Mader, and R. Nau. Release of teichoic and lipoteichoic acids from 30 different strains of Streptococcus pneumoniae during exposure to ceftriaxone, meropenem, quinupristin/dalfopristin, rifampicin and trovafloxacin. *Infection* 28 (1): 13-20, 2000.

40 Skivka LM, Pozur VV. [Responses with participation of toll-like receptors in protective immunity and in pathologic states]. *Ukr Biokhim Zh* 80(3): 5-20, Review, 2008.

41 Medzhitov R, Preston-Hurlburt P, Janeway CA, Jr. A human homologue of the Drosophila Toll protein signals activation of adaptive immunity. *Nature* 388: 394-7, 1997.

42 Chao W. Toll-like receptor signaling: a critical modulator of cell survival and ischemic injury in the heart. *Am J Physiol Heart Circ Physiol* 296 (1): H 1-12, Review, 2009.

43 Lu YC, Yeh WC, Ohashi PS. LPS/TLR4 signal transduction pathway. *Cytokine* 42 (2): 145-51, Review, 2008.

44 Takeishi Y, Kubota I. Role of Toll-like receptor mediated signaling pathway in ischemic heart. *Front Biosci* 14: 2553-8, Review, 2009.

45 Nilsen NJ, Deininger S, Nonstad U, Skjeldal F, Husebye H, Rodionov D, von Aulock S, Hartung T, Lien E, Bakke O, Espevik T. Cellular trafficking of lipoteichoic acid and Toll-like receptor 2 in relation to signaling: role of CD14 and CD36. *J Leukoc Biol* 84 (1): 280-91, 2008.

46 Draing C, Sigel S, Deininger S, Traub S, Munke R, Mayer C, Hareng L, Hartung T, von Aulock S, Hermann C. Cytokine induction by Gram-positive bacteria. *Immunobiology* 213 (3-4): 285-96, Review, 2008.

47 Anderson PG, Digerness SB, Sklar JL, Boor PJ. Use of the isolated perfused heart for evaluation of cardiac toxicity. *Toxicol Pathol* 18 (4 Pt 1): 497-510, Review, 1990.

48 **D. R. Meldrum, J. C. Cleveland, Jr., R. T. Rowland, A. Banerjee, A. H. Harken, and X. Meng.** Early and delayed preconditioning: differential mechanisms and additive protection. *Am J Physiol* 273 (2 Pt 2): H 725-H 733, 1997.

49 **S. Ma, J. Xiang, J. Wu, and B. Hu.** Effects of lipoteichoic acid induced delayed preconditioning on ischemia-reperfusion injury in isolated rat hearts. *J Huazhong Univ Sci Technolog Med Sci* 23 (3): 230-233, 2003.

50 **S. Y. Ma, J. Z. Xiang, J. L. Wu, Y. X. Ma, and B. R. Hu.** Endogenous nitric oxide mediates lipoteichoic acid induced preconditioning on reoxygenation injury of cultured human coronary artery endothelial cells. *Yao Xue Xue Bao* 40 (4): 316-321, 2005.

51 **M. Galinanes and D. J. Hearse.** Diltiazem and/or desferrioxamine administered at the time of reperfusion fail to improve post-ischemic recovery in the isolated rat heart after long-term hypothermic storage. *J Mol Cell Cardiol* 22 (11): 1211-1220, 1990.

52 **M. Galinanes and D. J. Hearse.** Species differences in susceptibility to ischemic injury and responsiveness to myocardial protection. *Cardioscience* 1 (2): 127-143, 1990.

53 M. Galinanes and D. J. Hearse. Assessment of ischemic injury and protective interventions: the Langendorff versus the working rat heart preparation. *Can J Cardiol* 6 (2): 83-91, 1990.

54 M. Galinanes and D. J. Hearse. The consequences of asanguineous versus sanguineous reperfusion after long-term preservation of the heart. *Eur J Cardiothorac Surg* 4 (5): 273-277, 1990.

55 K. Ytrehus. The ischemic heart--experimental models. *Pharmacol Res* 42 (3): 193-203, 2000.

56 F. J. Sutherland and D. J. Hearse. The isolated blood and perfusion fluid perfused heart. *Pharmacol Res* 41 (6): 613-627, 2000.

57 P. Pagliaro, D. Gattullo, R. Rastaldo, and G. Losano. Ischemic preconditioning: from the first to the second window of protection. *Life Sci* 69 (1): 1-15, 2001.

58 G. A. Deuchar, L. H. Opie, and S. Lecour. TNFalpha is required to confer protection in an in vivo model of classical ischaemic preconditioning. *Life Sci* 80 (18): 1686-1691, 2007.

59 A. Redel, M. Lange, V. Jazbutyte, C. Lotz, T. M. Smul, N. Roewer, and F. Kehl. Activation of mitochondrial large-conductance calcium-activated K+ channels via protein kinase A mediates desflurane-induced preconditioning. *Anesth Analg* 106 (2): 384-91, 2008.

60 X. Jiang, E. Shi, Y. Nakajima, and S. Sato. COX-2 mediates morphine-induced delayed cardioprotection via an iNOS-dependent mechanism. *Life Sci* 78 (22): 2543-2549, 2006.

61 Zhao L, Elliott GT. Pharmacologic enhancement of tolerance to ischemic cardiac stress using monophosphoryl lipid A. A comparison with antecedent ischemia. *Ann N Y Acad Sci* 874: 222-35, Review, 1999.

62 R. T. Rowland, J. C. Cleveland, X. Meng, L. Ao, A. H. Harken, and J. M. Brown. A single endotoxin challenge induces delayed myocardial protection against infarction. *J Surg Res* 63 (1): 193-198, 1996.

63 J. M. Brown, M. A. Grosso, L. S. Terada, G. J. Whitman, A. Banerjee, C. W. White, A. H. Harken, and J. E. Repine. Endotoxin pretreatment increases endogenous myocardial catalase activity and decreases ischemia-reperfusion injury of isolated rat hearts. *Proc Natl Acad Sci U.S.A.* 86 (7): 2516-2520, 1989.

64 D. W. Nelson, J. M. Brown, A. Banerjee, D. D. Bensard, K. B. Rogers, C. R. Locke-Winter, B. O. Anderson, and A. H. Harken. Pretreatment with a nontoxic derivative of endotoxin induces functional protection against cardiac ischemia/reperfusion injury. *Surgery* 110 (2): 365-369, 1991.

65 A. Sivarajah, M. C. McDonald, and C. Thiemermann. The cardioprotective effects of preconditioning with endotoxin, but not ischemia, are abolished by a peroxisome proliferator-activated receptor-gamma antagonist. *J Pharmacol Exp Ther* 313 (2): 896-901, 2005.

66 M. Shimizu, M. Tamamori-Adachi, H. Arai, N. Tabuchi, H. Tanaka, and M. Sunamori. Lipopolysaccharide pretreatment attenuates myocardial infarct size: A possible mechanism involving heat shock protein 70-inhibitory kappaBalpha complex and attenuation of nuclear factor kappaB. *J Thorac Cardiovasc Surg* 124 (5): 933-941, 2002.

67 E. M. Palsson-McDermott and L. A. O'Neill. Signal transduction by the lipopolysaccharide receptor, Toll-like receptor-4. *Immunology* 113 (2): 153-162, 2004.

68 **Feola M, Rovetto M, Soriano R, Cho SY, Wiener L.** Glucocorticoid protection of the myocardial cell membrane and the reduction of edema in experimental acute myocardial ischemia. *J Thorac Cardiovasc Surg* 72 (4): 631-43, 1976.

69 **Sellevold OF, Jynge P.** Modification of myocardial ischemic injury: a concentration response study of glucocorticoid supplementation during reperfusion. *J Cardiothorac Anesth* 2 (1): 45-55, 1988.

70 **Valen G, Kawakami T, Tähepôld P, Starkopf J, Kairane C, Dumitrescu A, Löwbeer C, Zilmer M, Vaage J.** Pretreatment with methylprednisolone protects the isolated rat heart against ischaemic and oxidative damage. *Free Radic Res* 33 (1): 31-43, 2000.

71 **Bush CA, Renner W, Boudoulas H.** Corticosteroids in acute myocardial infarction. *Angiology* 31 (10): 710-4, 1980.

72 **Roberts R, DeMello V, Sobel BE** Deleterious effects of methylprednisolone in patients with myocardial infarction. *Circulation* 53 (3 Suppl): I 204-6, 1976.

Zusammenfassung

Die Präkonditionierung mit den bakteriellen Zellwandbestandteilen Lipopolysaccharid (LPS) oder Lipoteichonsäure (LTA) führt *in vivo* zu einer Reduktion der myokardialen Infarktgröße nach Ischämie und Reperfusion (I/R). Hierbei wird durch die Präkonditionierung u.a. die Akkumulation neutrophiler Granulozyten im Ischämiegebiet während der Reperfusionsphase reduziert und somit einer der wichtigsten Mechanismen bei der Entstehung des Reperfusionsschadens am Herzen vermindert. In dieser Studie bedienten wir uns eines *ex vivo* Modells nach Langendorff mit regionaler I/R und zellfreier Perfusion. Wir konnten erstmalig eine LTA-Präkonditionierung in einem leukozytenfreien System zeigen und somit demonstrieren, dass die LTA-Präkonditionierung Mechanismen involviert, die unabhängig sind von einer Akkumulation neutrophiler Granulozyten. 24 Stunden nach einer Vorbehandlung der Ratten mit LPS, LTA, Kochsalz und/oder Dexamethason wurden die Herzen entfernt und retrograd mit oxygenierter Krebs-Henseleit Lösung perfundiert. Die Herzen wurden einer 20-minütigen Ischämie, gefolgt von einer 2-stündigen Reperfusionsphase, unterzogen. Das Infarktrisikogebiet (Evans-Blue-Färbung) und das Infarktgebiet (pNBT-Färbung) wurden planimetrisch bestimmt. Die ischämische Präkonditionierung (IPC) wurde als Positivkontrolle unseres Modells verwendet. LTA- und LPS-Präkonditionierung führten - ebenso wie IPC - bei gleicher Dosierung in vergleichbarem Umfang zu einer signifikanten Reduktion der Infarktgröße. Dieser Effekt konnte durch Vorbehandlung mit Dexamethason vollständig aufgehoben werden, so dass gefolgert werden kann, dass die Protektion durch LPS bzw. LTA. von der Modulation der inflammatorischen Vorgänge im Endothel und Myokard mit abhängt.

Summary

Preconditioning with bacterial wall fragments lipopolysaccharide (LPS) or lipoteichoic acid (LTA) reduce myocardial infarct size after ischemia and reperfusion (I/R) in rats *in vivo*. Preconditioning with LTA reduces neutrophil accumulation during reperfusion and thereby ameliorates one of myocardial reperfusion injury's most important mechanisms. In this study, we use an *ex vivo* model of regional myocardial I/R to investigate LTA preconditioning in a system devoid of leukocytes and to compare LTA versus LPS induced preconditioning. Rats were subjected to LTA or LPS with or without prior dexamethasone pre-treatment. Twenty-four hours after LTA or LPS challenge, hearts were removed and retrogradely perfused in a Langendorff setting. Hearts underwent 20 min of regional ischemia followed by 2 hours of reperfusion. Ischemic preconditioning (IPC) was performed as positive control. Myocardial infarct size was determined as the primary outcome marker. LTA and LPS preconditioning both lead to a marked reduction in infarct size similar to IPC, however no significant differences were found between LTA and LPS. The reduction in infarct size was abrogated by dexamethasone pre-treatment. We conclude that preconditioning with LTA and likewise with LPS confers myocardial protection in an *ex vivo* setting devoid of leukocytes, indicating that the previously shown inhibition of neutrophil accumulation *in vivo* is not the key mechanism involved in reducing infarct size. Dexamethasone inhibits preconditioning, suggesting that the underlying mechanism is dependent upon induction of a systemic inflammatory response to the LTA or LPS stimulus.

Publikationen

Schober P, Oprea G, Mersmann J, Nebert A, Zacharowski K, Zacharowski PA. Lipoteichoic acid induces delayed myocardial protection in isolated rat hearts: a comparison with endotoxin. *Resuscitation* 79: 311-5, 2008.

Schober P, Oprea G, Hartmann C, Nebert A, Loer SA, Zacharowski P, Zacharowski K. Lipoteichonsäure, ein Wandbestandteil Grampositiver Bakterien, schützt das isolierte Rattenherz vor einem Ischämie-Reperfusionsschaden. *Deutscher Anästhesie Congress*, München, Posterbeitrag PO-2-1.11, 2005.

Schober P, Oprea G, Zacharowski P, Zacharowski K. Lipoteichoic acid (LTA), a component of gram-positive bacteria protects the isolated rat heart from ischemia-reperfusion injury. *2nd International Congress Sepsis and Multiorgan Dysfunction*, Weimar. *Infection* 33 (Suppl 1): 28 (Abstract), 2005.

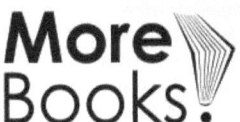
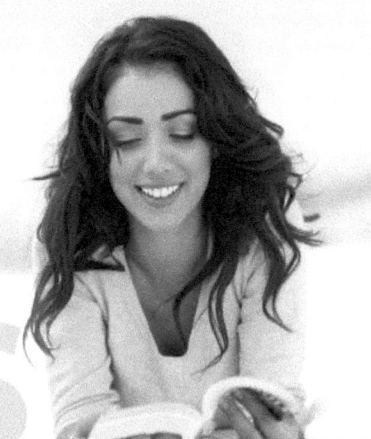

I want morebooks!

Buy your books fast and straightforward online - at one of world's fastest growing online book stores! Environmentally sound due to Print-on-Demand technologies.

Buy your books online at
www.morebooks.shop

Kaufen Sie Ihre Bücher schnell und unkompliziert online – auf einer der am schnellsten wachsenden Buchhandelsplattformen weltweit! Dank Print-On-Demand umwelt- und ressourcenschonend produziert.

Bücher schneller online kaufen
www.morebooks.shop

KS OmniScriptum Publishing
Brivibas gatve 197
LV-1039 Riga, Latvia
Telefax: +371 686 204 55

info@omniscriptum.com
www.omniscriptum.com

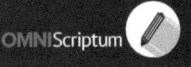

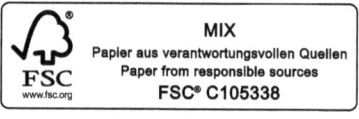

Printed by Books on Demand GmbH, Norderstedt / Germany